AF313613

LE
TRAITEMENT THERMAL
D'AIX-LES-BAINS
LA DOUCHE-MASSAGE

PAR

Le Docteur Henri FORESTIER

QUATRIÈME ÉDITION

" L'EXPANSION SCIENTIFIQUE FRANÇAISE "

23, Rue du Cherche-Midi - PARIS

1923

LE TRAITEMENT THERMAL
D'AIX-LES-BAINS

AVANT-PROPOS

Le traitement thermal d'Aix-les-Bains est essentiellement externe ; il consiste dans l'emploi de l'eau sulfureuse chaude sous forme de douche combinée au massage ou *douche-massage*, et de sa vapeur radio-active sous forme de *bain local de vapeur dit Berthollet*, qui est l'équivalent du *bain de boue*.

La *douche-massage générale* a 1 ou 2 masseurs, est complétée, suivant le cas, par la sudation à l'étuve humide dite *Bouillon*, et par la *douche-massage locale* appliquée aux membres.

A ces quatre pratiques spéciales s'ajoute pour certains cas, le *bain avec douche sous-marine* en baignoire ou bassin profond. Tel est le *traitement de base*.

— A côté de ces pratiques principales, il y a les pratiques complémentaires : *hydrothérapie,*

TABLE DES MATIÈRES

LE TRAITEMENT THERMAL
D'AIX-LES-BAINS

AVANT-PROPOS

Le traitement thermal d'Aix-les-Bains est essentiellement externe : il consiste dans l'emploi de l'eau sulfureuse chaude sous forme de douche combinée au massage ou *douche-massage*, et de sa vapeur radio-active sous forme de *bain local de vapeur dit Berthollet*, qui est l'équivalent du *bain de boue*.

La *douche-massage générale* a 1 ou 2 masseurs, est complétée, suivant le cas, par la sudation à l'étuve humide dite *Bouillon*, et par la *douche-massage locale* appliquée aux membres.

A ces quatre pratiques spéciales s'ajoute pour certains cas, le *bain avec douche sous-marine* en baignoire ou bassin profond. Tel est le *traitement de base.*

— A côté de ces pratiques principales, il y a les pratiques complémentaires : *hydrothérapie, pulvérisation, inhalation, douches locales* diverses.

— Enfin, plusieurs *adjuvants* complètent le traitement thermal : la *cure de diurèse*, par l'eau des Deux-Reines et Saint-Simon, la cure d'inhalation et pulvérisation sulfureuses de *Marlioz*, *la physiothérapie* et notamment la mécanothérapie Zander.

Telle est, résumée en quelques mots, la formule très simple du traitement d'Aix. Celui-ci est donc d'une conception très claire pour le praticien qui, de suite, peut saisir ses indications.

HISTORIQUE

La pratique du massage a été importée à Aix-en-Savoie après l'expédition de Bonaparte en Egypte, ce dont fait foi le livre de Daquin « *Des Eaux thermales d'Aix-en-Savoie* ». (Chambéry, 1808).

A cette époque, on faisait déjà la *friction sous la douche*. Daquin eut l'idée géniale de remplacer la *friction* par le *massage*.

Voici, d'ailleurs, le texte de Daquin, document qui a fait l'objet d'une note parue dans le *Progrès médical* (1) :

« Ceux qui ont suivi l'empereur Napoléon en Egypte rapportent que cette méthode existait aussi chez ce peuple et qu'elle était mise en usage à la sortie du bain ; on lui a donné le nom de *massement ;* et on l'emploie sur celui qu'on veut *masser* en frottant successivement toute l'habitude du corps... D'après cet exposé, je pense que cette opération, qui me paraît fort salutaire, pourrait bien être mise en usage chez ceux qui sortent du bain ou de la douche de nos

(1) H. FORESTIER. Un point de l'histoire du massage en Europe (*Le Progrès médical*, 25 Mai 1895).

eaux thermales... L'association de ces frictions faites, de la manière qu'on vient de l'exposer, donnerait un degré d'énergie à la vertu des eaux pour la guérison de plusieurs affections... *L'art de masser* pourrait encore être très efficace dans la stérilité, dans les engorgements... »

La réalisation de ce projet dut se faire peu après 1808, car d'une part un livre de Despine mentionne l'application de massage comme faite depuis 1816, et, d'autre part, en 1826, Francœur (1), professeur à la Faculté des Sciences de Paris et à l'Ecole normale, décrit ainsi le traitement d'Aix : « Deux doucheurs dirigent l'eau avec de longs tubes en forme de cornets sur les diverses parties du corps pendant qu'ils frictionnent la peau et *massent les chairs* ».

Le document de Daquin est doublement intéressant ; il précise l'origine du *massage* à Aix (2) ignorée ou altérée par la légende (2), il est le premier texte peut-être où soit écrit le mot *massement, massage.*

Origine de la douche écossaise. — De même que celle du massage, l'origine de cette appellation, chose assez curieuse, se rattache à l'histoire médicale d'Aix-les-Bains, ainsi qu'en témoi-

(1) Francœur. Notice sur la ville d'Aix-en-Savoie (Chambéry 1826).

(2) Constantin Paul (et ceux qui l'ont copié l'ont répété) dit que les masseurs d'Aix ont reçu la tradition de massage des Croisés revenus d'Orient. Cette légende s'explique : c'est le fait relaté par Daquin que la fantaisie a dénaturé.

gnent les deux intéressants documents que voici :

Pratical guide to the baths of Aix in Savoy, by the baron Despine (Paris, Victor Masson et fils, 1871 (?), p. 25, en nota).

« Le grand-père de l'auteur, qui fut nommé directeur de ces bains, par le gouvernement Sarde, en 1787, fut l'élève du Dr Cullen à l'Université d'Edimbourg et là apprit l'emploi et l'application du showerbath froid.

A son retour à Aix, il introduisit ce procédé de traitement des maladies nerveuses, auquel il donna le nom de douche écossaise en souvenir du pays où il avait étudié la médecine ».

— *Manuel de l'étranger aux eaux d'Aix-en-Savoie,* par le Dr Despine. (A Paris, chez Bechet et Rouvier, libraires, 1850).

« *Douche écossaire* (page 168). Nous appelons ainsi le bain froid, tiède ou chaud, administré sous forme de pluie ; c'est le showerbath des Anglais. Mon aïeul, le D^r Jh. Despine, l'ayant vu employer avec succès en Ecosse, dans les affections hypocondriaques, l'importa en Savoie il y a cinquante ou soixante ans, en lui donnant le nom de *bain anglais ou écossais* ».

PREMIÈRE PARTIE

LE TRAITEMENT THERMAL

§ I. — L'eau thermale

L'eau d'Aix-les-Bains a quatre caractères principaux, quatre qualités :

Elle est sulfureuse, sulfhydriquée ;
Elle est chaude, à la température la plus favorable, 46°-47° ;
Elle est radio-active ;
Elle est extrêmement abondante : 6 millions de litres.

Ce torrent d'eau thermale est versé par deux sources émergeant des bancs du calcaire urgonien. L'une, la *source de soufre,* sort directement du rocher dans un bassin construit primitivement par les Romains, et englobé dans les bâtiments de l'Etablissement thermal qui s'est édifié tout autour.

L'autre, la source d'Alun, a son griffon dans

une vaste grotte à laquelle on accède par une galerie percée en 1852, et qui est fort intéressante à visiter. Son point d'émergence est à 6 mètres au-dessus de la source de soufre, ce qui a permis de réaliser le dispositif spécial du bain de vapeur Berthollet, qui sera décrit plus loin.

— *La sulfuration* de l'eau thermale d'Aix est constituée par *l'hydrogène sulfuré*. L'analyse, opérée par le Dr Bordas, directeur de laboratoire à l'Institut d'Hydrologie et Climatologie, a donné 3 milligr. 5 par litre, chiffre très voisin de celui trouvé par Wilm en 1878.

Il faut remarquer que les deux eaux, dites, l'une *d'alun*, l'autre de *soufre*, sont, à quelques dix millièmes près, de composition identique. Ce fait, et aussi les données topographiques et géologiques, autorisent à penser que les deux sources ont la même origine, que le canal primitivement unique par lequel l'eau thermale arrive des profondeurs de la terre, se bifurque et forme ainsi deux branchements aboutissant aux deux griffons.

A noter encore qu'il n'existe pas trace *d'alun* dans l'eau de la source qui porte ce nom. Quelle que soit l'origine de cette dénomination erronée, capable de suggestionner certaines personnes, la logique aurait voulu qu'elle fut délaissée. Mais la routine a prévalu, et le nom est resté.

Indépendamment des *matières minérales,* l'eau d'Aix contient une *matière organique,* la *barégine,* ainsi nommée parce qu'elle a été principalement étudiée dans l'eau de Barèges. Cette matière, sorte de mucus, de mucilage, se présente à l'état de filaments ou flocons blanchâtres flottant dans l'eau. Elle est formée par des algues de plusieurs espèces, développées sur les parois des canaux souterrains que l'eau thermale parcourt. Les plus intéressantes sont les *sulfuraires* ou *sulfo-bactéries* qui décomposent l'hydrogène sulfuré et fixent dans leurs cellules la molécule de soufre, réalisant ainsi une sorte de *soufre colloïdal. La boue* constituée par cette barégine est très riche en *éléments radio-actifs,* et permet de réaliser à Aix le *bain de boue,* similaire de celui de Pistyân, en Tchéco-Slovaquie.

La thermalité de l'eau d'Aix est, à la source, de 46° à 47° ; et dans l'Établissement, après le parcours de la canalisation, de 42° à 45°, c'est-à-dire la plus favorable à son emploi, puisqu'il suffit d'une petite quantité d'eau froide pour obtenir la température désirée.

La radio-activité est de 1,76 millicuries pour les gaz et 0,27 pour l'eau par litre. Les *gaz rares* et les *émanations* du radium sont entraînés par la vapeur se dégageant du réservoir de la *source de soufre* dans les appareils dits *Berthollet.* Les *émanations* dissoutes représentent une *horo-radio-activité* très forte si l'on considère que dans le cours de la *douche-massage,* il s'écoule sur le corps du patient près de deux mille litres de cette eau.

L'abondance de l'eau thermale, n'est pas la moindre des quatre qualités cardinales. C'est elle, en effet, puisque, d'après le jaugeage de 1855, elle dépasse six mille mètres cubes ou six millions de litres, et, y compris l'eau froide, sept millions de litres ; c'est elle, dis-je, qui a permis d'instituer ici l'opération dite douche-massage, laquelle consomme l'énorme quantité d'eau lancée par deux jets, débitant chacun plus d'un litre à la seconde. Si on veut avoir une idée de cette consommation prodigieuse d'eau thermale à l'établissement d'Aix, il faut se représenter que, *dans une matinée*, il y est pratiqué plus de 1,500 douches-massages, sans parler des autres opérations balnéaires.

§ II. — L'Etablissement thermal

C'est une vaste et grandiose construction, composée de trois corps de bâtiments. L'ensemble des installations, modernisées encore en 1920-21-22, fait de cet établissement le modèle du genre. La plus grande partie en est constituée par les salles de douche-massage, au nombre de cinquante-trois, dont vingt-neuf avec deux masseurs ou masseuses ; dix-sept affectées à la douche-massage locale (un masseur ou masseuse). La pression de l'eau est de quatorze mètres dans les salles du rez-de-chaussée ; de neuf dans celles du 1ᵉʳ étage ; de six dans celles du 2ᵉ étage.

A douze de ces salles de douche-massage sont annexées une *étuve générale*, dite *Bouillon*, dans laquelle les malades font la sudation avant la douche-massage, ou des *baignoires*.

En outre, il existe sept salles pour l'application de la *vapeur naturelle de l'eau*, ce qu'on appelle le *Berthollet* ; quatre salles pour les applications aux membres, une pour celles des mains en particulier ; deux pour le bain de vapeur en caisse.

A côté de ces installations, constituant la spécialité de la station, l'établissement possède :

2 salles de *bassins profonds avec douche sous-marine* ;

45 *baignoires* avec *douche sous-marine* et plusieurs avec *douche vaginale* ;

2 salles *d'hydrothérapie*, munies de l'équipement habituel ;

2 salles de *pulvérisation* ;

1 salle de *humage* ;

1 salle *d'inhalation* ;

2 salles pour *l'entéroclyse* ou la *douche vaginale* ;

6 *piscines* dont deux très grandes.

§ III. — Pratiques thermales principales

1° La douche-massage générale. — C'est, comme je l'ai dit, la pratique spéciale d'Aix-les-Bains, celle qui constitue la base de la cure. La technique mérite donc une description que compléteront les deux figures ci-jointes :

Appareils. — Deux tuyaux à large débit que manient les masseurs. L'eau sulfureuse chaude arrivant à 42° se mélange avec l'eau froide dans un mélangeur, d'où partent les tuyaux. Celui du masseur, placé en avant, reçoit de l'eau à forte pression (variable suivant les étages) ; celui du masseur, placé en arrière, reçoit l'eau d'un petit réservoir situé à 1 m. 25 environ au-dessus du siège, donc à faible pression. La température varie suivant les cas. Cette question de pression n'a, du reste, pas d'importance considérable pour la douche-massage, car, en aucun cas, le jet ne doit être assez fort pour rejaillir sur les masseurs, dont le travail serait gêné.

— Un banc de bois de forme spéciale, avec accoudoir, sert au massage en position assise.
— Une planche placée sur l'accoudoir forme plan incliné pour le massage en position couchée, d'après mon procédé.

Opération. — Le malade reçoit d'abord la douche-massage en position assise. Les deux

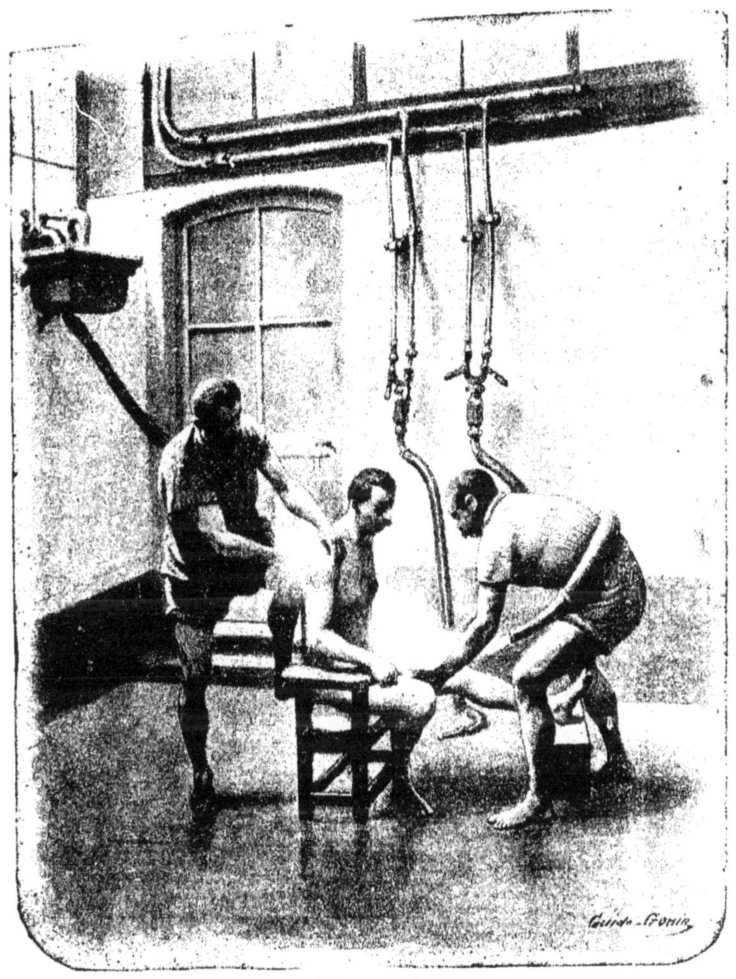

FIGURE 1.

masseurs, l'un devant, l'autre en arrière du patient, tout en maintenant le tuyau sur leur cuisse fléchie, massent des deux mains chaque région successivement, en même temps que par de petits déplacements du corps, ils dirigent le jet sur la partie massée.

Le masseur placé en avant opère sur les membres inférieurs et supérieurs, tandis que celui placé en arrière opère sur le cou, les épaules, le thorax. A cette première partie de la douche-massage en position assise succède la douche-massage en position couchée sur la table de massage.

La *table de massage* s'obtient sans autre matériel qu'une planche placée en plan incliné dans la longueur du banc, reposant en haut sur l'accoudoir, en bas sur l'extrémité du siège.

Sur ce plan incliné s'étend, à plat-ventre, le baigneur. Cette table de massage, dont tout le mérite est d'être extrêmement simple, puisqu'elle n'exige aucun matériel spécial, et d'être commode parce qu'elle forme plan incliné, a été imaginée et mise en service par moi en 1889.

Jusqu'alors, il était d'usage, pour masser la région dorso-lombaire, de faire tenir le malade debout arc-bouté sur l'accoudoir du banc saisi par les mains. Cette position était mauvaise, car non seulement elle ne pouvait relâcher les muscles dorso-lombaires, mais elle tendait ceux-ci.

Le patient s'étend donc à plat-ventre sur la *planche*, dont le contact est rendu moins dur par un coussin formé d'un tube de caoutchouc

(du calibre d'un tuyau à gaz ordinaire) enroulé
en cercle. Comme le montre la figure, le corps

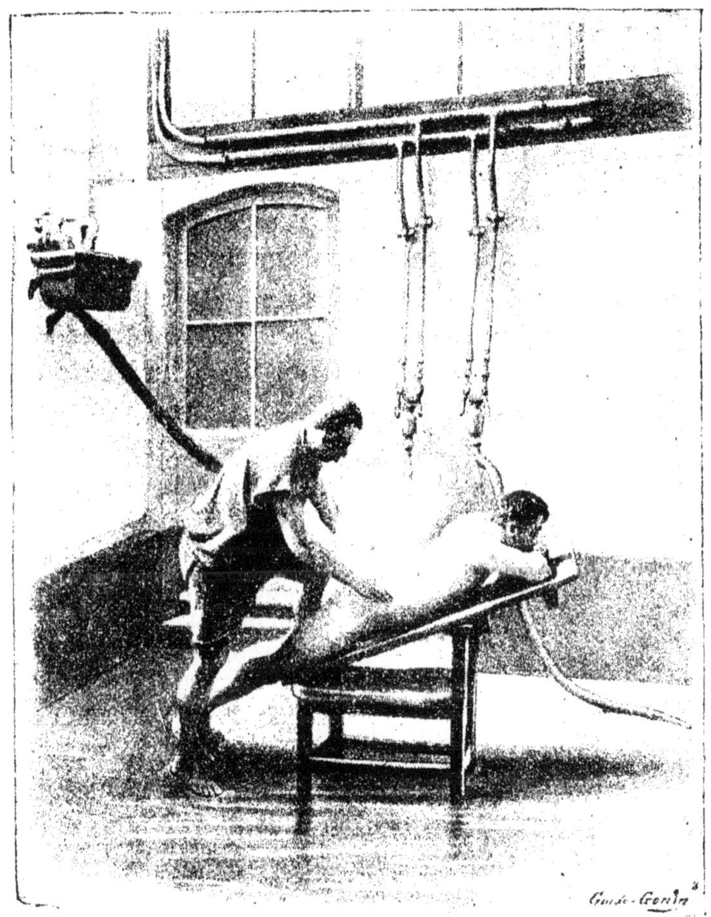

FIGURE 2.

repose sur le gras de la cuisse, le thorax, les
bras repliés et sur les pieds qui l'empêchent de

glisser (1). Le masseur enfourche le patient et se trouve parfaitement placé pour masser la région vertébrale, les lombes, les hanches, la partie postérieure des cuisses, jambes. C'est la position de choix pour les cas de rhumatisme vertébral, de lumbago, de sciatique, d'arthrite sèche de la hanche.

La douche-massage est finie ; pendant que l'un des masseurs prépare le linge, l'autre administre la douche simple tantôt en jet brisé, tantôt en pluie, chaude ou tiède, suivant les cas ; souvent chaude et froide, très courte sur les jambes quand il y a lieu de chercher la décongestion de la tête.

(1) Ma *table de massage* inclinée est vite entrée en pratique à l'établissement thermal d'Aix. Aujourd'hui, la douche-massage en position couchée est devenue classique ; elle a été décrite dans l'album médical d'Aix, édité par la Société médicale d'Aix (1901). Elle a été introduite à Bath (Angleterre) par le docteur Ch. Begg. Je dois mentionner qu'à Uriage, on emploie depuis longtemps un lit en bois incliné, dans le cadre duquel le patient s'étend. Mais cet appareil, qui oblige le masseur à se placer par côté, n'a de commun avec ma table que l'inclinaison. Il a existé autrefois un plan incliné dont mention est faite dans le « Manuel de l'étranger aux eaux d'Aix-en-Savoie », par le Dr Despine (1850). Mais ce plan incliné n'avait pas la même destination que le mien. Pour s'en convaincre, il suffit de se reporter à l'appendice, page 30 : Appareils usités dans l'établissement d'Aix (représentés planche VIII). On lit ceci : Nᵒ 24, plan incliné, destiné aux malades qui ne peuvent pas se tenir sur les chaises ou tabourets ordinaires. La *mention explicative* et le dispositif même du plan incliné, dont l'extrémité basse repose sur le sol de la salle de douche, témoignent clairement que celui-ci est fait « pour les malades qui ne peuvent se tenir sur les chaises ou tabourets ordinaires », et pas du tout pour la position couchée à plat-ventre.

Puis on entoure le patient du peignoir de flanelle, de couvertures de laine, ce qu'on appelle le maillot, et, ainsi emmaillotté chaudement, il est emporté en chaise à porteurs jusqu'à son hôtel et à son lit.

Variante. — Telle est la douche-massage générale, habituelle. Il y a des variantes :

a) Suivant les cas, le massage est appliqué légèrement : *effleurage, friction,* ou fortement: *pétrissage, pression* avec les pouces (arthrite de la hanche, lumbago) ;

b) *La douche-massage* est faite dans certaines salles par un seul masseur ou masseuse, ce qui suffit pour certains malades ;

c) Elle peut être appliquée à l'abdomen, et, en ce cas, le malade se couche sur le dos, grâce au dispositif obtenu avec la planche placée de façon à faire un dossier incliné.

Dans certains cas où il y a lieu de tonifier le système nerveux, la douche-massage est suivie de la *douche écossaise* et le baigneur n'est pas porté en chaise.

Dans d'autres cas où il y a indication à forcer la sudation, le malade passe au *bouillon* avant la douche-massage, puis est enveloppé dans le maillot et porté en chaise à son lit.

Certains malades prennent le bain en baignoire, plus ou moins chaud, avant ou après la douche-massage dans une cabine annexe. Le plus souvent, ce bain supplémentaire a pour raison d'être la douche vaginale.

2° **L'étuve générale de vapeur,** dite **Bouillon,** est souvent prise avant la douche-massage par les malades qui ont besoin de faire la sudation. C'est une salle contiguë, où la vapeur est simplement obtenue par la chute de l'eau thermale en pluie et en cascades. La température y arrive à 41°-42° centigrades. Le patient y séjourne de 3 à 5 ou 10 minutes.

3° **La douche-massage locale** est celle seulement appliquée aux membres. La disposition est très simple : un écran de bois percé de larges trous garnis de caoutchouc laisse passer le bras ou la jambe du patient, qui est assis d'un côté, tandis que de l'autre le membre malade reçoit la douche-massage exécutée par le masseur ou la masseuse. Celle-ci peut être appliquée, suivant les cas, aux pieds et genoux, aux mains et coudes, à température 40°, le massage étant fait surtout en frictions : c'est le massage médical. La douche-massage locale est un supplément à la douche-massage générale lorsque les articulations exigent un traitement plus énergique.

I. — Le **bain de vapeur naturelle radio-active** dit **Berthollet** est, comme je l'ai dit, la seconde spécialité d'Aix.

C'est, en effet, une vapeur un peu spéciale que celle que produit le brassage de l'eau du réservoir de la source de soufre par la chute de l'eau de la source d'alun. Cette vapeur est à température constante 42°-44°, saturée. Elle contient les émanations radio-actives qui se dégagent du griffon de la source de soufre avec les gaz rares.

On comprend qu'une telle vapeur possède des propriétés spéciales : la *double action sédative* et *résolutive* est cliniquement établie. En fait, c'est la même action que celle des *boues* très vantées de certaines stations, avec cet avantage appréciable que la vapeur est d'une application facile et plaisante à n'importe quelle partie du corps.

Le dispositif « *du Berthollet* », pour la production de la vapeur, vaut une courte description. Grâce à la différence de niveau de 6 mètres des deux sources, l'eau du réservoir de la source d'alun tombe en un gros jet vertical à travers une colonne de fonte creuse dans le bassin de la source de soufre et, en se brisant sur un cône effleurant la surface de l'eau, en opère un brassage, ce qui développe la vapeur. Celle-ci est chassée par le courant d'air produit par ce dispositif, réalisant une sorte de trompe à eau, dans des caissons situés au-dessus de la voûte du réservoir de la source de soufre. A ces caissons s'adaptent des appareils variés s'appliquant aux diverses parties des membres et du tronc, notamment le cou, les épaules, les bras, les hanches, les genoux. La partie malade est soigneusement entourée de tissu imperméable et de serviettes pour éviter toute déperdition de chaleur.

Après une application de 20 à 25 minutes, le massage est exécuté, s'il y a lieu, et le malade passe à la salle de douche-massage, car le traitement comporte le plus souvent ces deux opérations consécutivement.

Tel est le *Berthollet local*. Il peut être *général*, administré en caisse comme le bain de lumière, mais alors détermine une sudation intense.

II. — **Le bain en baignoire** est donné avec l'eau de soufre amenée directement du griffon, et possédant, par conséquent au maximum, ses propriétés spéciales. Certaines cures sont faites exclusivement avec le bain de durée variable de 8, 10 ou 15 minutes au plus. Il est des sujets réagissant vivement pour qui le bain de 6 à 8 minutes à 35°-37° vaut mieux que celui de 15 à 20 minutes.

Le bain en piscine est utilisé pour la mobilisation des articulations des membres inférieurs, notamment de la hanche.

III. — **La douche sous-marine** est devenue depuis quelques années une pratique très employée à cause de son action éminemment sédative. Elle est, en général, administrée dans la *baignoire*. Pour certains cas, elle se donne dans le *bain profond*, sorte de bassin spacieux, profond de 1 m. 50, dans lequel le malade descend par un escalier ou, s'il est invalide, est plongé au moyen d'un fauteuil suspendu à un palan manœuvré. La douche sous-marine est ici

à gros débit, donnant à volonté une forte *effluve*
ou une sorte de massage.

§ IV. — Pratiques thermales complémentaires

— La *pulvérisation* est obtenue par le brisement de l'eau thermale à 44" sous pression de
19 mètres.

Elle est appliquée aux affections de la bouche,
de la gorge ; à l'eczéma et à l'acné de la face ;
aux blepharo-conjonctivites.

— La *douche nasale ou irrigation naso-pha-
ryngienne* se fait au moyen de réservoirs mobiles.

— *L'inhalation* se fait dans une salle remplie
des vapeurs se dégageant par le brisement de
jets multiples de l'eau à 40 ou 42°. C'est donc
une inhalation *chaude* et *très humide*.

— *Le humage* se fait au moyen de la vapeur
du Berthollet. Un embout approprié permet de
l'appliquer au nez, à la bouche, à l'oreille.

Ces opérations s'adressant aux affections des
voies respiratoires sont seulement prescrites chez
les arthritiques qui souffrent de ce côté-là.

— *L'entéroclyse* et la *douche vaginale*, complètent la cure de certains malades.

L'appareillage de ces deux salles est intéressant en ce que le réservoir mobile de 4 litres est
entouré par un bain-marie d'eau thermale qui
maintient l'eau destinée à l'opération à la température convenable.

— *L'hydrothérapie* est installée dans deux salles spéciales possédant l'outillage usuel.

§ V. — ADJUVANTS DE LA CURE

I. — Cure de diurèse. — Il était rationnel que la *cure externe* d'Aix, qui met en liberté dans les tissus et la circulation sanguine et lymphatique les déchets de la nutrition fut complétée par la boisson d'une eau diurétique capable de véhiculer et d'éliminer ces déchets, réalisant ainsi la *cure de lavage interne.*

Jusqu'à ces dernières années, faute de mieux, les baigneurs buvaient l'eau sulfureuse dont le moindre défaut est d'être désagréable et indigeste.

La plupart ne toléraient pas plus de deux à trois verres de 150 gr. La diurèse était donc souvent insuffisante chez les malades soumis aux douches-massages avec étuve, bouillon, provoquant la sudation. Il est fort probable que cette oligurie fut la principale cause des malaises qualifiés de phénomènes congestifs observés chez certains sujets, et c'était là un des reproches que l'on faisait à la cure d'Aix.

La *cure de diurèse*, instituée depuis 1905 avec l'eau de la *source des Deux-Reines*, est venue très heureusement compléter la cure externe et satisfaire les desiderata des praticiens.

Cette eau qui jaillit dans la montagne à la température de 8 degrés cent., arrive à Aix à 12° ou 15 degrés cent. au plus, c'est-à-dire fraîche. La plupart des baigneurs la boivent fraîche. Certains malades dyspeptiques la prennent chauffée, la digérant mieux ainsi.

La faible minéralisation de cette eau, 14 à 17 centigrammes de résidu fixe, lui confère des propriétés éminemment favorables aux phénomènes d'osmose et de dialyse, qui commencent avec l'absorption de l'eau dans le tube gastro-intestinal et qui finissent avec son élimination au glomérule rénal.

La succession de ces phénomènes est très rapide, il faut croire, chez le malade buvant *à jeun*, car la diurèse s'établit en moins de 12 à 15 minutes et se prolonge dans la matinée, quand le sujet absorbe un verre de 200 gr. quatre à cinq fois avant le repas de midi.

La *source des Deux-Reines*, captée sur les pentes boisées du mont Revard, à l'altitude de 700 mètres, est amenée à Aix par une canalisation en fonte et jaillit près de l'Etablissement thermal dans un kiosque-buvette, élégant et spacieux, qui est le rendez-vous des baigneurs deux fois par jour, à 11 heures et à 18 heures.

L'embouteillage de l'eau s'opère dans un Etablissement organisé de la façon la plus perfectionnée.

La *cure de diurèse* est, comme on peut en juger, parfaitement organisée à Aix pour le plus grand avantage de certains malades qui doivent faire, dans le cours de la même année. la cure externe et la cure interne, et qui peuvent ainsi les faire toutes deux en même temps.

Une seconde source, *Saint-Simon*, amenée à Aix quelques années après la première, est également employée pour la cure de diurèse. Sa température au griffon est de 15 degrés cent.

II. — Physiothérapie, mécanothérapie. — Un institut physiothérapique, comprenant toutes les applications des agents physiques, tous les appareils les plus perfectionnés d'électrothérapie, de radiologie, notamment la mécanothérapie Zander (la première installée en France) complète le remarquable outillage d'Aix.

III. — Cure sulfureuse de Marlioz. — L'eau de Marlioz, fortement sulfhydriquée, est employée en *inhalations* et *pulvérisations*, dans un Etablissement situé au milieu d'un parc délicieux, à dix minutes de la ville. Les affections des voies respiratoires des arthritiques, et le lymphatisme des enfants y sont spécialement traités.

IV. — La station d'altitude du Mont Revard. — A 1.560 mètres d'altitude, desservie par un chemin de fer à crémaillère, offre les meilleures conditions pour une cure d'air tonifiante après la cure thermale : hôtel confortable, site merveilleux comme climat et comme plateau de haute montagne, couvert de prairies et forêts avec un magnifique panorama sur la chaîne du Mont Blanc.

DEUXIÈME PARTIE

ACTION PHYSIOLOGIQUE

Les facteurs qui sont en jeu dans le traitement d'Aix, d'une part les *propriétés physico-chimiques de l'eau*, minéralisation, thermalité, radio-activité, état électrique, ce qui a été très heureusement appelé le *dynamisme* de l'eau thermale ; d'autre part, le *mode d'administration* sous forme de douche combinée au massage, percussion et massage des parties molles, déterminent des effets physiologiques multiples, dont j'analyserai les plus importants.

a) L'*action* qui résulte du *contact* spécial de l'eau minérale et des pressions, manipulations de la peau et des parties molles par le massage est en quelque sorte *mécanique,* pour la plus grande part.

La peau rougit par l'afflux du sang dans le réseau capillaire et veineux cutané. A la faveur de la sudation, elle se nettoie de ses débris épi-théliaux, et des excréta des glandes sudoripares et sébacées ; elle absorbe plus facilement l'hydrogène sulfuré de l'eau thermale.

Les circulations lymphatique et sanguine superficielles et profondes des parties molles, des muscles notamment, sont activées. Dans les tissus malades, le travail cellulaire est ainsi ramené à l'état normal, et il en résulte le phénomène physiologique de la *résorbption* des épanchements séreux ou sanguins, des exsudats inflammatoires, se traduisant par la résolution des empâtements et dépôts goutteux péri-articulaires et des épaississements occupant les ligaments, aponévroses, synoviales. C'est bien ce que l'on peut appeler descriptivement l'*action résolutive*.

b) *Action sur la nutrition.* — Les recherches urologiques de Monard, 1887, les miennes, 1893, celles de Ranglaret, 1898, et Fiquet, 1899, ont défini cette action qui est caractérisée par :

— *Augmentation considérable des oxydations azotées,* témoignées par l'élévation du rapport de l'azote de l'urée à l'azote total, c'est-à-dire du coefficient d'oxydation azotée ou rapport azoturique.

— *Augmentation des oxydations sulfurées,* ce qui confirme l'intensité des oxydations, car on sait que le soufre de l'organisme provient surtout de la matière albuminoïde combinée.

— *Augmentation de l'élimination des matériaux solides* pris en totalité et des résidus minéraux et organiques considérés chacun en particulier, et du coefficient de déminéralisation, ce qui indique une désassimilation plus grande.

— Diminution très constante de l'acide phosphorique, ou phosphore organique.

— Augmentation de l'élimination de l'acide urique pendant la première partie du traitement thermal, se caractérisant par des décharges uratiques.

— Diminution de la quantité de l'urine et parallèlement élévation de la densité et parfois de l'acidité, d'où utilité pour le malade d'absorber une certaine quantité d'eau de boisson à titre diurétique.

Tels sont les traits essentiels de l'action de la douche-massage sur la nutrition en général.

c) Action sur la circulation. — On a depuis longtemps remarqué que la douche-massage, comme d'ailleurs la douche chaude simple, augmente la fréquence des battements du cœur. Certains médecins en ont conclu, trop hâtivement, que la douche-massage d'Aix est dangereuse chez les malades qui ont une lésion cardiaque ou qui se congestionnent facilement.

Il est un point capital de l'action de la douche-massage sur la circulation sanguine, à savoir, que cette pratique thermale dans les conditions habituelles de température (38°) *tend à abaisser la pression artérielle.*

Au surplus, il n'est pas étonnant qu'il en soit ainsi, car les physiologistes expérimentant sur des chiens, et prenant directement la pression artérielle dans l'artère, ont toujours noté son abaissement sous l'influence du massage des membres.

La douche-massage d'Aix, c'est un fait établi par les observations de nombreux médecins, tend à abaisser la tension artérielle, au moins après un moment d'application. Il suffira que celle-ci soit commencée avec prudence, l'eau tempérée, 35°, 36°, le massage modéré, méthodique, pour qu'un cardiaque impressionnable la supporte parfaitement. Il suffira de *doser* convenablement la longueur de la douche-massage, le nombre des séances, 3 à 4 par semaine, la durée de la cure, pour que ce cardiaque, un mitral bien compensé le plus souvent, supporte sa cure sans incidents, et améliore sa lésion valvulaire en même temps qu'il se guérit des suites du rhumatisme articulaire, reliquats articulaires. La prétendue action *excitante* du traitement d'Aix sur le cœur est donc très relative ; elle est évitable quand ce traitement est sagement dosé.

Il en est de même de la prétendue *action congestive*. La circulation cérébrale ne pourrait être excitée, jusqu'à production d'état congestif, que si la cure est mal dirigée.

En résumé, les appréhensions d'autrefois étaient mal fondées ; la cure d'Aix convenablement instituée est parfaitement applicable, soit

au cardiaque, soit à l'arthritique congestif. On
va voir qu'il en est de même pour le malade
névropathe.

d) Action sur le système nerveux. — Les im-
pressions nerveuses cutanées déterminées par le
contact de l'eau thermale, par les manipulations
du massage, retentissent sur les centres nerveux,
et par réflexe sur le système nerveux de la vie
organique qui, comme on le sait, régit les actes
chimiques constituant la nutrition.

Ces phénomènes nerveux sont de deux ordres:
excitation ou *sédation*, suivant que l'on applique
des douches-massages *très chaudes* ou *chaudes*,
suivant que l'on y associe ou non les étuves, suivant qu'on conduit le traitement thermal d'une
façon plus ou moins intensive. Le médecin peut,
comme en hydrothérapie chaude, obtenir l'effet
qu'il désire.

Il n'en était *pas* ainsi autrefois où l'on avait
pour habitude d'employer l'eau thermale à sa
température naturelle, où l'on abusait des
étuves, des sudations en maillot, où l'on multi-
pliait les pratiques thermales sans assurer par
une eau appropriée une diurèse convenable, d'où
oligurie par insuffisance rénale temporaire.
Alors, avec un pareil régime, le baigneur présen-
tait au bout de quelques jours de l'excitation
nerveuse, de l'excitation du cœur, avec de la dys-
pepsie et d'autres phénomènes généraux. C'était
ce qu'on appelait les phénomènes *congestifs*.

A un degré plus accusé, c'était la *fièvre thermale*, qui s'observait aussi dans les autres cures externes et qui a si fort préoccupé les hydrologues de toutes les stations. Or, il s'agissait tout simplement de *surmenage* provoqué par des pratiques thermales excessives.

Aujourd'hui, ces phénomènes d'excitation ne sont plus à craindre, parce que la tendance des médecins est de prescrire, chez les sujets « *nerveux* », la douche-massage tempérée, 34-38°, plutôt que très chaude, 40°, et aussi, il faut bien le dire, parce que, depuis quelques années, ceux-ci ont, en général, associé la boisson de l'*Eau des Deux-Reines*, aux pratiques thermales, assurant ainsi une diurèse abondante et évitant l'encombrement de l'organisme par les déchets de la nutrition suractivée.

En fait, la douche-massage administrée dans les conditions suivantes : température, 34 à 37°, massage modérée et court, 5 à 8 minutes, exécuté par un seul masseur, suivi d'une douche chaude et froide sur les pieds et de transport en chaise sans sudation ; l'opération étant, au début, pratiquée un ou deux jours de suite seulement ; dans ces conditions, dis-je, la douche-massage peut être appliquée à un névropathe excitable avec toutes chances d'obtenir un effet sédatif.

Elle n'est pas plus *excitante* que *congestive*.

TROISIÈME PARTIE

INDICATIONS ET CONTRE-INDICATIONS

Comme je l'ai dit en commençant, ce n'est pas le moindre des mérites du traitement thermal d'Aix que d'être d'une conception simple. Il suffit au praticien de savoir qu'il consiste essentiellement en douche combinée au massage ou *Douche-massage* pour en prévoir de suite les applications.

Aussi bien peut-on dire d'une façon générale que *la cure thermale d'Aix a les indications du massage*, et considérant que parmi celles-ci les plus importantes concernent les maladies articulaires d'origine générale ou locale, peut-on ajouter à juste titre qu'Aix est *la cure thermale des Articulaires*, je veux dire des malades articulaires, des *Arthropathiques*.

Pour plus de concision et de clarté, *les indications* seront, d'une part, exposées dans un tableau d'ensemble et, d'autre part, les plus importantes d'entre elles étudiées chacune séparément.

§ Ier. — ARTHRITIQUES,
RHUMATISANTS DIATHÉSIQUES

Ce sont les clients les plus nombreux de la cure d'Aix, car ils forment la catégorie d'*arthritiques* chez qui dominent les manifestations articulaires. *Arthritiques*, les rhumatisants diathésiques et les goutteux en sont deux variétés. En effet, *l'arthritisme*, dans notre conception actuelle, représente un état général héréditaire ou acquis, dont la nature dyscrasie ou toxémie est encore mal définie, mais dont les *manifestations articulaires* sont cliniquement assez bien caractérisées, aiguës avec hyperuricémie dans la goutte, subaiguës ou larvées dans le rhumatisme diathésique.

A la vérité, la différenciation de ces deux sortes de manifestations est plutôt difficile, en pratique, car, d'une part, elles ne diffèrent objectivement que par des nuances, et, d'autre part, il n'est pas démontré que l'hyperuricémie, considérée comme caractéristique de la goutte, n'existe pas dans le rhumatisme diathésique au même degré à peu près.

On peut donc admettre que le rhumatisme diathésique ainsi entendu n'est qu'une forme atténuée ou larvée de la goutte. C'est d'ailleurs

TABLEAU DES INDICATIONS

I. Rhumatisants diathésiques		Rhumatisme polyarticulaire ou généralisé : forme commune bénigne.
		Rhumatisme monoarticulaire : périarthrite de la hanche, de l'épaule ; hydarthrose du genou.
	Rhumatisme vertébral	Spondylose rhumatismale.
		Spondylites et spondyloses infectieuses, blennorragique, etc.
		Lombaire : lombarthrie, lumbago articulaire.
		Arthrite sacro-iliaque.
		Cervical articulaire, torticolis, cellulitique.
		Rhumatisme musculaire : myalgie, myosite cellulitique, lumbago musculaire.
		Rhumatisme névralgique : sciatalgies, sciatiques.
II. Goutteux articulaires		Goutte atonique ; goutte articulaire franche après les accès.
III. Rhumatisants chroniques		Rhumatisme chronique simple ; nodosités d'Heberden.
		Suites de pseudo-rhumatismes infectieux.
		Polyarthrites déformantes d'origine endocrinienne infectieuse (blennorragique).

IV. Arthropathiques	Périarthrite et ostéo-arthrite de l'épaule, de la hanche.
	Arthrites et hydarthrose du genou, du tarse (pied plat rhumatismal).
	Arthropathies traumatiques, suites de luxations, fractures.
	Synovites tendineuses ; rétraction de l'aponévrose palmaire.
V. Algiques	Sciatalgies, sciatiques vertébrales, tronculaires.
	Névralgies lombaires associées ; méralgie ; métatarsalgie.
	Névralgies cervico-brachiale, intercostale (pleurodynie).
	Névralgies post-zostériennes.
	Polynévrites périphériques : suites de blessures de guerre.
VI. Indications secondaires	Cure intensive de la syphilis.
	Suites de phlébite.
	Impotence musculaire, suite d'hémiplégie ou de paralysie infantile, tabès.
	Sclérodermie, sclérodactylie ; maladie de Parkinson.
	Entéro-colite chronique et métrites simples.

l'opinion des Anglais, qui considèrent ces manifestations atténuées ou larvées comme légitimement goutteuses : poussées articulaires subaigues, lumbago, sciatique, migraine.

Ces éclaircissements donnés, afin de bien préciser ce que j'entends par *rhumatisme diathésique*, j'arrive à l'exposé des indications :

1° LES RHUMATISANTS DIATHÉSIQUES A FORME POLYARTICULAIRE OU GÉNÉRALISÉE, sujets à des poussées périodiques intéressant les mains, les pieds, les genoux, le cou, sont les cas les plus régulièrement améliorés par la cure d'Aix. Après trois cures faites trois années successivement, il y a généralement un arrêt dans l'évolution des arthropathies et autres manifestations. Et, à condition de renouveler ensuite la cure tous les deux ou trois ans, la plupart des rhumatisants arrivent à ne plus être incommodés par les poussées articulaires ou autres : névralgies lumbalgies, migraine.

2° LES RHUMATISANTS DIATHÉSIQUES A FORME OLIGOARTICULAIRE OU LOCALISÉE, présentent les cas les plus intéressants et les plus remarquables comme résultat de la cure d'Aix : Rhumatisme vertébral, lumbago, périarthrite de la hanche, de l'épaule, hydarthrose du genou.

En raison de leur importance, chacun d'eux sera exposé à part un peu plus loin.

§ II. — Goutteux

Deux sortes de goutteux peuvent bénéficier de la cure d'Aix :

1° Les goutteux *articulaires chroniques ou atoniques* qui ont passé la quarantaine, qui n'ont plus d'accès aigus, et présentent plutôt des poussées subaiguës à longs intervalles, non plus seulement aux pieds, mais aux diverses articulations des membres, avec ou sans formations tophacées, avec raideurs articulaires plus ou moins accusées ;

2° *Les goutteux jeunes*, dans l'intervalle des accès et un certain temps après le dernier accès de goutte, que d'ailleurs *la cure répétée* arrive à éloigner de plus en plus, pourvu que les fonctions rénales et hépatiques soient normales.

C'est l'expérience acquise dans la pratique de la clientèle anglaise, qui a montré aux médecins d'Aix l'heureux effet, chez les goutteux, de la cure thermale externe, complétée depuis 1905 par la cure de diurèse au moyen de l'*eau des Deux-Reines*.

Si les goutteux français ont été plutôt dirigés sur les stations de cure interne par eaux diurétiques ou alcalines, il convient de préciser que, dans ces stations, le traitement externe joue un certain rôle comme adjuvant : massage à sec, douche-massage, sudation à l'étuve électrique, etc., ce qui témoigne que, au fond, la thérapeutique hydro-minérale du goutteux doit comprendre rationnellement des moyens externes associés aux moyens internes.

Assurément, il est des goutteux, les lithiasiques, graveleux, notamment, qui sont spécialement justiciables de Contrexeville, Vittel, Vichy. Mais, l'expérience de la clinique aixoise a bien établi l'heureuse action de la cure d'Aix chez les goutteux articulaires.

ARTHRITIQUES HYPERTENDUS

C'est bien à propos des goutteux ou des rhumatisants diathésiques que peut se poser la question de savoir si les hypertendus peuvent supporter la cure d'Aix.

On peut poser, en principe, que l'hypertension moyenne, pression diastolique 10 à 12 cent.; systolique, 17 à 20, mesurée par la méthode auscultatoire et palpatoire, avec un cœur normal ou légèrement hypertrophié, avec même une aorte un peu augmentée, ne contre-indique pas la douche-massage générale. Celle-ci, en effet, c'est un fait bien établi, tend à abaisser la pression sanguine. A condition donc d'être convenablement appliqué, le traitement d'Aix, y compris la cure de diurèse, restera applicable aux hypertendus.

RHUMATISME VERTÉBRAL, TORTICOLIS, LUMBAGO
SPONDYLOSE, LOMBARTHRIE

Le rhumatisme vertébral, quoique grave dans la plupart de ses formes, est cependant susceptible d'être enrayé, sinon guéri, par la cure thermale d'Aix quand celle-ci est entreprise au début de l'affection.

Il peut être localisé à un segment de la colonne vertébrale, et alors il constitue à la région cervical le *torticolis*, à la région lombaire le *lumbago ou la lombarthrie* (André Léri). Il peut être généralisé à tout le rachis, et c'est alors la *spondylite* ou *spondylose*, cette dernière dénomination s'appliquant aux cas à évolution chronique. Chez les goutteux chroniques, les phénomènes se présentent sous le même aspect.

A. — SPONDYLOSE RHUMATISMALE. — *La spondylose du rhumatisme diathésique* avait été méconnue par les cliniciens, qui avaient eu leur attention attirée plutôt vers la spondylose blennorragique. Je la signalai dans un premier travail, en 1898 (*Congrès d'Hydrologie de Liège*), *Rhumatisme vertébral et ses formes cliniques,* et je la décrivis dans un second : *On Rheumatic spondylitis* (*New-York Medical Record*, Mars 1900), et un troisième travail, dans les *Archives Générales de Médecine,* Juillet 1901 : *De la Spondylose rhumatismale,* suivis de plusieurs études complémentaires : *Trois cas de spondylose rhumatismale ankylosante* (Nouvelle Iconographie de la Salpétrière, Mars 1904), etc.

Depuis lors, les spondyloses ont été l'objet de travaux importants : J.-A. Sicard, André Léri.

Le fait clinique que j'avais observé dans ma pratique à Aix, la *curabilité de la spondylose rhumatismale*, était et est resté le point intéressant. L'expérience des années l'a confirmé et, actuellement, en présence d'un cas de spondylose, le praticien n'abandonne plus l'affection à son évolution naturelle vers l'ankylose, mais sait intervenir à temps.

Dans la spondylose, comme dans les autres variétés de rhumatisme vertébral, ce sont les articulations apophysaires, arthrodies avec synoviale, qui sont le siège du processus inflammatoire, et non point les articulations des disques qui, comme on le sait, sont des amphiarthroses sans synoviale. Ce processus inflammatoire s'étend non seulement à la capsule et aux ligaments articulaires, mais encore au tissu cellulaire et au périoste du voisinage, c'est-à-dire aux abords des trous de conjugaison. Il en résulte une compression ou irritation, par névrodocite (J.-A. Sicard), des racines postérieures des nerfs rachidiens, d'où les douleurs thoraciques et abdominales en ceinture, avec irradiations vers les sciatiques, qui caractérisent la première période de la maladie, que j'ai appelée pour cette raison *forme pseudo-névralgique*. L'ensemble de ces phénomènes douloureux constitue ce qui a été appelé par le Prof. J.-A. Sicard et son élève J. Forestier *le syndrome du trou de conjugaison.*

A cette période, la spondylose rhumatismale est curable, car la raideur n'est que le fait de la contracture musculaire provoquée par la douleur. Celle-ci, cédant progressivement sous l'influence du traitement thermal dans un laps de temps variant de 2 à 4 mois après la cure, le spondylosique retrouve peu à peu sa souplesse. Et celle-ci va se maintenir grâce au renouvellement de la cure thermale une deuxième et troisième année. La douche-massage appliquée, suivant mon procédé, en position couchée, sur le plan incliné, est la partie essentielle de la cure.

Au contraire, si le spondylosique ne suit pas un traitement approprié et énergique, les lésions s'aggravent, le processus inflammatoire détermine la formation d'ostéophytes qui chevauchent d'une vertèbre à l'autre, et la calcification des ligaments, d'où l'ankylose et la rigidité de la colonne vertébrale. C'est la *période* ou la *forme ankylosante.* A ce moment, le spondylosique est devenu un infirme, car l'ankylose ne retrocédera pas. Cependant, la cure d'Aix lui sera encore utile, car, si elle n'a plus le pouvoir de rétablir la mobilité du rachis, elle préviendra au moins les poussées inflammatoires qui, pendant quelques années, après l'ankylose constituée, viennent encore tourmenter le malade. Ce résultat, je l'ai nettement constaté chez de nombreux spondylosiques, lesquels sont revenus et reviennent spontanément faire la cure d'Aix chaque année environ.

La spondylose du rhumatisme diathésique ou de la goutte est donc curable, à condition d'être traitée à temps et par des moyens appropriés, tels que la cure d'Aix.

C'est dire l'intérêt capital qu'il y a pour le médecin à la reconnaître, à la dépister de bonne heure. En fait, il y a, au début, quelque difficulté à faire le diagnostic différentiel de la spondylose rhumatismale et du Mal de Pott. On est tenté trop souvent de croire à celui-ci. Et, comme le traitement des deux affections est diamétralement opposé, l'urgence du diagnostic précoce s'impose. Une observation attentive, aidée de l'examen radiologique, très important en l'espèce, peut résoudre la difficulté.

B. — Spondylites et spondyloses infectieuses : blennorragique, typhique. — Ce que je viens de dire de la spondylose rhumatismale ankylosante s'applique à la *spondylose blennorragique,* qui évolue très rapidement vers l'ankylose, l'intensité des douleurs vertébrales immobilisant absolument le malade. Il y a donc intérêt à soumettre le malade le plus tôt possible à la cure d'Aix. Tout autre est le sort du *spondylitique typhique.* Celui-ci n'a pas de tendance à s'ankyloser. Les raideurs vertébrales qui persistent un certain temps après la convalescence de la fièvre typhoïde, seront très avantageuse-ment modifiées par la cure d'Aix.

Il est encore certaines *spondyloses ankylo-santes d'origine infectieuse indéterminée*, qui peuvent, au même titre que la spondylose blen-norragique, bénéficier de la cure d'Aix.

C. — RHUMATISME LOMBAIRE, LOMBARTHRIE. — Cette localisation du rhumatisme vertébral, étu-diée et individualisée par A. Léri, professeur agrégé et médecin des Hôpitaux de Paris, est caractérisée par des douleurs siégeant à la région lombo-sacrée, et par des lésions ostéo-ligamen-taires des vertèbres lombaires, ayant peu de ten-dance à l'ankylose. Elle est au même titre que la spondylose rhumatismale justiciable du traite-ment thermal d'Aix.

D. — LUMBAGO CHRONIQUE. — « *Lumbago* », c'est la dénomination globale des diverses affec-tions douloureuses aiguës ou chroniques de la région lombaire. Celles qui intéressent la cure thermale d'Aix sont sont *les lumbagos chroni-ques articulaire et musculaire*.

Le lumbago chronique articulaire est réalisé par l'arthrite des articulations apophysaires des vertèbres lombaires. C'est vraisemblablement la Ve lombaire qui est la première atteinte, en raison de la disposition anatomique particulière de ses deux articulations apophysaires inférieures, qui l'unissent au sacrum. Celles-ci, *articulations sarcro-vertébrales*, différenciées des autres articulations apophysaires, plus écartées de la ligne médiane, plus larges de surface, conformées spécialement, sont le siège de la plus grande partie des incessants mouvements du tronc sur le bassin. En raison de cette activité physiologique, on comprend qu'elles soient plus exposées aux influences pathologiques. Je crois notamment qu'elles sont fréquemment atteintes de *diastasis* ou *d'entorse* à l'occasion de « *faux-mouvements* » et que le début brusque de certains lumbagos est précisément le fait de petites lésions de ce genre.

Le lumbago articulaire chronique, qu'il soit consécutif à plusieurs atteintes de lumbago « *a frigore* » ou de *lumbago* « *traumatique* », est un des succès de la cure de douche-massage d'Aix, appliquée à la région lombaire en décubitus ventral sur le plan incliné, d'après ma méthode.

Il y a un grand intérêt à le traiter de bonne heure, car la répétition des attaques de *lumbago* amène tôt ou tard de la sciatique. Le processus inflammatoire de l'arthrite apophysaire tend, en effet, au bout d'un certain temps, à se propager au tissu cellulaire et périostique du voisinage notamment du trou de conjugaison de la IVe et V^e lombaires et de la Ve et du sacrum, d'où irritation ou compression des IVe et V^e paires lombaires et conséquemment *syndrome sciatique*. C'est la pathogénie *articulaire sacrovertébrale des sciatiques hautes* que j'ai observée et signalée dans une communication à la *Société de Méde-*

cine de Paris (mars 1914). J'y reviendrai plus loin à propos de la sciatique.

Le lumbago musculaire, moins fréquent que *l'articulaire*, souvent associé à lui, repré· sentant une myalgie, peut être, dans certains cas, une myosite *cellulitique*. Dans ce dernier cas, la palpation fine permet de reconnaître des noyaux indurés dans l'épaisseur de la masse musculaire dorso-lombaire, qu'il ne faut pas confondre avec les *lobules* cellulo-graisseux et les *fossettes* qui se trouvent normalement au niveau de la région sacro-vertébrale. C'est tout à fait une affection que la douche-massage d'Aix peut améliorer et améliore toujours en fait.

E. — L'ARTHRITE SACRO-ILIAQUE, en raison des phénomènes douloureux de *lumbalgie* qu'elle détermine est plutôt difficile à reconnaître. A la vérité, on a peut-être ces dernières années exagéré sa fréquence surtout en Amérique et en Angleterre. Il est en effet arrivé que le médecin s'est laissé souvent induire en erreur par l'interprétation du point douloureux situé au niveau de l'épine iliaque postéro-supérieure. En fait, ce point douloureux correspond plutôt à *l'articulation sacro-vertébrale apophysaire* qu'à *l'articulation sacre-iliaque*. Mais comme celle-ci est profondément située en avant et séparée du doigt explorateur par le trousseau fibreux du ligament interosseux épais de deux centimètres, il est vraisemblable que la douleur éveillée est plutôt le fait de l'arthrite sacro-vertébrale que de l'arthrite sacro-iliaque dans bien des cas où cette dernière est diagnostiquée.

Une autre raison plaide dans ce sens. L'articulation sacro-iliaque n'a qu'une synoviale rudimentaire et aucune mobilité autre que la nutation. Toutes choses égales, d'ailleurs, il y a des chances que les déterminations pathologiques se fassent sur l'articulation la plus active physiologiquement, c'est-à-dire sur la sacro-vertébrale apophysaire qui est, comme je l'ai rappelé, plus haut, le siège des mouvements incessants du tronc sur le bassin.

Je crois donc que la plupart des soi-disant arthrites sacro-iliaque sont des *lumbagos articulaires*, des *arthrites sacro-vertébrales apophysaires*.

Quoi qu'il en soit, le traitement thermal d'Aix, douche-massage et bain local de vapeur naturelle font merveille dans ces affections, dans l'une comme dans l'autre.

F. — RHUMATISME CERVICAL ARTICULAIRE (torticolis) ET CELLULITIQUE. — Le *torticolis* qui est justiciable du traitement thermal en général et de celui d'Aix en particulier, est le *torticolis chronique articulaire,* le plus souvent manifestation du rhumatisme diathésique.

Comme le torticolis aigu et comme le lumbago aigu, dont il est l'analogue, il correspond à des arthrites apophysaires multiples des vertèbres cervicales. Il se traduit par des raideurs du cou, des craquements plus ou moins marqués, souvent perceptibles à l'ouïe.

Aussi souvent, sinon plus, le rhumatisme cervical est constitué par la *cellulite vertébrale* se présentant sous deux formes : tantôt une nodosité de la grosseur d'une noisette coiffant l'apophyse transverse de l'atlas, tantôt un épaississement en cordon plus ou moins saillant situé profondément dans la gouttière cervicale.

Cette localisation peu connue de la cellulite a été décrite dans ma communication à la *Société de Médecine de Paris,* du 27 janvier 1923 : *Cellulite vertébrale et rhumatisme cervical.*

Elle est extrêmement fréquente. D'après mes observations de la saison 1922, il y aurait 25 % des rhumatisants diathésiques qui présenteraient l'une ou l'autre forme de cellulite cervicale, souvent les deux formes à la fois. Mais elle passe inaperçue parce qu'il faut un palper minutieux et fin de la région sous-occipitale pour reconnaître la nodosité ou l'épaississement.

Ces deux formations sont vraisemblablement *cellulitiques,* car, d'une part, elles se résorbent sous l'influence du massage et des applications chaudes, et, d'autre part, elles ne donnent pas d'ombre à la radiographie.

Un grand intérêt clinique s'attache à *l'épaississement des gouttières cervicales.* Celui-ci, sous forme de cordon plus ou moins arrondi ou de bandelette plus ou moins saillante occupant les abords des trous de conjugaison, au niveau des IVe, Ve, VI cervicales détermine, par irritation ou compression des racines postérieures correspondantes, des douleurs dans le domaine du plexus cervical et brachial, c'est-à-dire dans les épaules, le bras, la main. Ces algies avec paresthésies, fourmillements des mains, peuvent, quand elles siègent au membre supérieur gauche, simuler le syndrome douloureux de l'aortite et alarmer les malades. Assez fréquemment, les cardiologues sont consultés par des faux-aortiques de ce genre.

La nodosité de l'apophyse transverse de l'atlas a son retentissement du côté de la région occipitale, du nerf d'Arnold et la céphalée en est fréquemment le résultat.

Le traitement thermal d'Aix agit remarquablement sur le *rhumatisme cervical articulaire (torticolis)* comme sur le *rhumatisme cervical cellulitique.* Les applications locales du *Bain de vapeur Berthollet* associées à la *Douche-massage générale* amènent la résorption des formations cellulitiques au bout de deux cures en général. Les petites lésions articulaires avec craquements exigent des cures répétées.

C'est dans cet ordre de cas qu'on peut apprécier, à cause de sa facilité d'application, l'avantage du *Bain de vapeur naturelle* d'Aix-les-Bains, relativement au *Bain de boue.*

J'ajoute que le *Rhumatisme cervical cellulitique* consécutif aux polyarthrites infectieuses, notamment aux *post-scarlatineuses,* est justiciable également du traitement d'Aix.

RHUMATISME MUSCULAIRE

C'est une forme fréquente à l'état de *myalgies,* douleurs musculaires plus ou moins généralisées. Les arthritiques accusent le matin, au lever du lit, une sensation de fatigue, de raideur, laquelle se dissipe après un certain exercice. A un degré de plus, le rhumatisme musculaire, se localisant sur certains muscles ou groupes musculaires, détermine une induration du tissu musculaire douloureuse. On l'observe surtout à la nuque, aux lombes, au deltoïde, à la cuisse. C'est la myosite simple, qui est probablement le fait de cellulite interstitielle. Elle détermine souvent des nodosités intra-musculaires, inter-fasciculaires, qui ont été observées principalement par les médecins masseurs suédois. Si réels que soient ces « nœuds », dont la recherche intéresse les masseurs de profession, il y a lieu de croire qu'un certain nombre sont simplement des lobules cellulo-graisseux. Le rhumatisme musculaire est remarquablement amélioré par la *douche-massage.* Les *nœuds* de cellulite se résorbent, et les muscles reprennent leur souplesse.

§ III. — RHUMATISANTS CHRONIQUES

Les rhumatisants chroniques ne sont pas, comme les *rhumatisants diathésiques*, également justiciables de la cure d'Aix. En effet, les affections que nous appelons les *rhumatismes chroniques,* n'ont pas de rapport direct avec l'arthritisme, et représentent un groupe de *polyarthrites chroniques* d'étiologies et de pathogénies très diverses : infectieuses, toxi-infectieuses, endocriniennes, trophonévrotiques.

On conçoit que, parmi ces affections plutôt disparates, il y en ait qui, par la nature de leurs lésions, ne relèvent pas du traitement thermal d'Aix ou d'autre station. En fait, c'est un *groupe d'attente* dont la caractéristique clinique est le *syndrome de polyarthrite déformante.* Cependant, en attendant que sa nosologie soit éclaircie, les auteurs s'accordent à reconnaître dans ce groupe plusieurs *formes étiologiques* et *anatamo-cliniques.*

Le rhumatisme chronique simple en est une des plus bénignes et des plus curables par le traitement thermal d'Aix : C'est une affection polyarticulaire qui succède souvent, à plus ou moins longue échéance, au *rhumatisme articulaire aigu franc.* Les lésions n'y dépassent pas en général le stade d'arthro-synovite, avec épaississement péri-articulaire et rétractions fibro-tendineuses plus ou moins accusées, ce que les Anglais appellent *fibrositis*. Cette sorte de *rhumatisme chronique* est parfaitement curable en ce sens que le traitement thermal d'Aix arrête son évolution et fait rétrocéder les lésions. Tel n'est pas le cas pour certaines autres formes dites *polyarthrites déformantes*, qui comportent des lésions ostéo-articulaires graves, évoluant vers l'ostéo-arthrite et l'ankylose consécutive, avec des déformations des membres, des mains, ce qui lui a valu, suivant les époques, des appellations variées : rhumatisme noueux, déformant, progressif, osteo-arthrite déformante.

Plusieurs formes étiologiques sont assez bien définies, notamment :

Le rhumatisme chronique *thyroïdien*, étudié et décrit par *Léopold Lévi* — *de la Ménopause* qui se place parmi les manifestations endocriniennes. — *Tuberculeux*, décrit par A. Poncet. — *Syphilitique*, observé par Milian. — *Blennorragique, grippal, puerpéral*, etc. ; *rheumatoïd arthritis* des Anglais, forme débutant entre 20 et 40 ans, dont l'origine serait le plus souvent la *pyorrhée alvéolaire*, et qui s'améliore par l'ablation des dents malades et les injections d'auto-vaccin.

Cette forme-là est nettement justiciable de la cure d'Aix, ainsi que l'a précisé, dès 1890, le célèbre médecin anglais Garrod, témoin des résultats obtenus chez les malades envoyés par lui à Aix.

Au point de vue anatamo-clinique, les polyarthrites déformantes présentent les formes suivantes :

Forme fibreuse sans gonflement articulaire, avec simple épaississement périarticulaire, et légères lésions synoviales;

Forme fongueuse, caractérisée par des articulations volumineuses : genoux, chevilles, poignets, coudes, culs-de-sacs distendus, saillants, de consistance molle, douloureux à la pression;

Forme trophonévrotique, accompagnée ou non de parkinsonisme, caractérisée par des amyotrophies des membres, contrastant avec les articulations volumineuses, des troubles trophiques cutanés, peau lisse (glossy skin), cyanosée aux extrémités, altérations des ongles;

Forme ankylosante, qui est l'aboutissant des deux formes précédentes, et qui se présente sous des aspects très variés, notamment avec les déformations des mains, des doigts (décrites par Charcot), des pieds, avec des ankyloses multiples des poignets, des épaules, du cou, des chevilles, souvent même du cou et du rachis dorsolombaire;

Forme localisée aux mains et aux pieds, est une variété qui n'est pas rare, et présente cette particularité que, seuls les mains et les pieds sont atteints de lésions ostéo-articulaires, grosses nodosités d'Héberden, les autres articulations restant intactes.

Quels sont les cas où la cure thermale d'Aix est indiquée?

Les formes étiologiques : *de la ménopause, syphilitique, blennorragique, rheumatoïd arthritis* sont celles qui se modifient le plus favorablement. Mais il y a une réserve à faire pour le pronostic quant à l'état des lésions ostéo-articulaires. Si elles n'ont pas dépassé le stade d'arthro-synovite, c'est-à-dire si la maladie est prise au début et évolue lentement, la cure d'Aix est indiquée et une amélioration ou même un arrêt du mal peut être obtenu après plusieurs cures.

Au contraire, si l'ostéo-arthrite avec ankylose plus ou moins avancée, est déjà réalisée dans les grandes articulations, si l'état douloureux de celles-ci est marqué, ce qui est la règle, il n'y a pas lieu de tenter le traitement thermal.

§ IV. — ARTHROPATHIQUES

1° *Péri-arthrite et ostéo-arthrite de l'épaule*

L'articulation de l'épaule scapulo-humérale, d'une part, et les tissus péri-articulaires, ligaments, tendons des nombreux muscles s'insérant à la partie supérieure de l'humérus, d'autre part, peuvent être atteints isolément ou simultanément par les processus dystrophiques ou toxi-infectieux. Les lésions peuvent se limiter à l'arthro-synovite avec ligamentite ou évoluer vers l'ostéo-arthrite et l'ankylose. On rencontre

4.

donc, en pratique, des cas très variés : les uns, *péri-arthrite chronique simple* avec synovites des bourses séreuses des nombreux tendons, donnant lieu à de gros craquements ; les autres, *péri-arthrite et arthrite plastique avec névrite du pléxus brachial,* donnant lieu à des douleurs violentes, rebelles, à paroxysmes nocturnes, et à *l'ankylose partielle. La bourse séreuse sous-deltoïdienne joue un grand rôle dans ces diverses manifestations.*

Les bourses séreuses *sous-scapulaires,* ainsi que celles des muscles scapulaires, sont parfois atteintes de synovite sèche produisant de gros craquements et s'accompagnant de douleurs sourdes très rebelles.

Ces diverses affections, qu'elles soient localisations du rhumatisme diathésique ou séquelles de processus infectieux, sont toutes justiciables de la cure d'Aix, notamment du *bain local de vapeur naturelle* qui, ici, est d'une application plus facile que le bain de boue. La mobilisation méthodique, aidée de la gymnastique ou de la mécanothérapie, est naturellement indiquée pour résoudre *l'ankylose fibreuse* plus ou moins avancée.

L'ostéo-arthrite ankylosante peut succéder à la péri-arthrite et à l'arthrite de l'épaule à la faveur d'un mauvais état général ou de récidives. Cette ankylose osseuse rétrocède difficilement ; la cure d'Aix devra être entreprise de bonne heure.

2° *Péri-arthrite et arthrite de la hanche ostéo-arthrite coxo-fémorale*

Comme à l'épaule, qui est son analogue, on trouve à la hanche des lésions des tissus péri-articulaires, ligaments, tendons, isolées ou associées à de l'arthro-synovite coxo-fémorale. C'est la péri-arthrite susceptible de se modifier sous l'action du traitement thermal d'Aix. Mais ici, le traitement doit être précoce, car, en raison de *l'articulation serrée* qu'est la hanche, les lésions ligamenteuses amènent très rapidement la limitation des mouvements : la raideur et l'ankylose partielle dite *fibreuse*.

L'affection d'ailleurs détermine, dès son début, la diminution de la rotation de la cuisse en dedans : celle-ci est le signe *prémonitoire*. La claudication apparaît plus tard.

La douleur, qui est diffuse dans la région de la hanche, fait penser à un commencement de sciatique, et si le médecin n'explore pas soigneusement les mouvements de l'articulation, il peut se méprendre. Le malade lui-même s'aperçoit cependant qu'il ne peut pas croiser le genou du côté malade sur l'autre, et qu'il est gêné pour mettre ses chaussures.

A cette période, la *péri-arthrite* et *l'arthrite chronique simple* coxo-fémorale est parfaitement curable par la cure d'Aix, à condition d'être pratiquée trois ou quatre ans de suite et après par intervalles.

L'ostéo-arthrite de la hanche, dite « morbus coxae senilis », est quelquefois l'aboutissant de l'arthrite chronique mal soignée, mais se développe le plus souvent d'emblée chez des personnes, entre 40 et 50 ans. Cette affection est marquée par des lésions ostéo-articulaires spéciales, destruction des cartilages, ostéoporose et usure de la tête et du col fémoral, productions ostéophytiques autour du cotyle. Il importe donc de la traiter dès le début si l'on veut éviter des raideurs irrémédiables. L'examen radiologique est essentiel pour faire le diagnostic. La douche-massage, associée au bain local de vapeur, peut arrêter l'évolution du mal.

La mobilisation forcée *à la main* est un complément à peu près indispensable, car les appareils de mécanothérapie ne la réalisent pas d'une façon convenable.

Dans les cas où l'ankylose est constituée et irréductible, le traitement thermal d'Aix donne encore cet appréciable résultat de supprimer les douleurs. C'est un fait qu'une longue expérience m'a permis de constater d'une façon très nette.

3° *Arthrites du genou : hydarthrose, ostéo-arthrite, ankylose*

Les arthrites du genou, qui guérissent à Aix, sont celles d'origine rhumatismale ou goutteuse, — d'origine traumatique, d'origine toxi-infectieuse. — Elles se présentent suivant les cas, tantôt avec *épanchement, l'hydarthrose* ; tantôt sans gonflement, *arthrite sèche*, accompagnée plus ou moins de craquements.

Parfois, l'arthro-synovite, consécutive à des infections telle que la grippe, s'accompagne d'exsudats à tendance plastique, avec lésions des cartilages, qui, à la faveur d'un état douloureux intense, réalisent très vite une ankylose plus ou moins complète : c'est *l'arthrite plastique*. Moins souvent, on observe *l'ostéo-arthrite* avec gonflement des condyles fémoraux, productions ostéophytiques bordant le plateau tibial, grosses lésions ostéo-articulaires destructives, craquements gros et fins, limitation des mouvements ou ankylose.

Toutes ces formes d'arthrites sont justiciables de la cure d'Aix.

L'hydarthrose des arthritiques à poussées fréquentes à l'occasion du moindre traumatisme, guérit très bien. La guérison est plus longue si, par suite de traitement insuffisant, il y a relâchement des ligaments, et laxité articulaire, qu'on reconnaît en faisant pivoter la jambe sur son axe longitudinal ou basculer latéralement.

L'ostéo-arthrite, de pronostic plus grave, est susceptible de s'améliorer à la période où les lésions commencent à se dessiner.

L'ankylose en est souvent l'aboutissant. Elle est généralement *fibreuse* dans les *péri-arthrites* et, par conséquent, susceptible de céder en partie à la cure d'Aix.

4° *Arthrites diverses*

a) *Les diverses articulations des membres :* coude, poignet, cheville, tarse, sont sujettes aux mêmes arthropathies que les épaules et les hanches ou genoux, et relèvent au même titre de la cure d'Aix.

Les arthrites tarso-métatarsiennes sont fréquentes chez les rhumatisants diathésiques et déterminent chez eux, par suite des lésions ligamentaires, un affaissement de la voûte du pied. C'est *le pied plat rhumatismal*, qui passe souvent inaperçu, et qui donne lieu à des douleurs vagues dans les jambes, gênant la marche. Il y a intérêt à en faire le diagnostic précoce, car le port d'une semelle métallique spéciale, supportant la voûte du pied d'une part, et le traitement thermal d'Aix, d'autre part, permettent d'enrayer l'affection et de l'améliorer, sinon de la guérir.

b) *Les arthropathies syphilitiques* sont traitées à Aix par la médication spécifique, associée à la cure thermale dans laquelle la sulfuration de l'eau joue un rôle.

c) *Les arthropathies traumatiques* avec raideurs, empâtement péri-articulaire, consécutives aux entorses, luxations, fractures juxta-articulaires, plaies articulaires, opérations articulaires, sont parmi les succès les plus constants et les plus remarquables de la cure d'Aix.

d) *Les synovites tendineuses*, isolées ou associées aux arthropathies, sont également traitées avec le plus grand profit à Aix : des tendons fléchisseurs des doigts à la paume de la main, de la bourse séreuse rétro-calcanéenne.

e) *La rétraction de l'aponévrose palmaire* (dite maladie de Dupuytren) est améliorée nettement par les pratiques d'Aix, notamment la douche-massage.

f) *Hyperostose suite d'ostéo-périostite simple.* — Parmi les affections des os, il en est une justiciable du traitement d'Aix : c'est *l'hypérostose consécutive à l'ostéo-périostite simple*, que celle-ci soit *d'origine traumatique* ou dépende du *rhumatisme chronique diathésique*. Elle appartient en effet à la catégorie des ostéo-périostites *exsudatives*.

Ici la douche-massage est indiquée en raison de son *action résolutive*. Dans deux cas d'hypérostoses du fémur, de l'humérus, gênant fort les mouvements, j'ai observé la guérison totale.

§ V. — Algiques

A. — *Névralgies*

1° *Sciatiques.* — Le traitement des sciatiques est un des succès les plus constants de la cure thermale d'Aix. Grâce aux moyens puissants et variés de celle-ci, les *sciatalgiques* peuvent être soulagés ou guéris dans la plupart des cas.

La cure n'est praticable, bien entendu, qu'après la période aiguë ou paroxystique de la sciatique. Mais il n'est pas nécessaire d'attendre la cessation complète des douleurs pour envoyer le *scialalgique* à Aix. Le *bain avec douche sous-marine* et le *bain local de vapeur naturelle,* dit *Berthollet,* appliqués suivant certaines modalités, permettent d'obtenir une *action sédative* sûre, qui, suivant les cas, est complétée par l'action modificatrice de *la douche-massage,* notamment dans les sciatiques d'origine vertébrale.

Il faut distinguer, en effet, au point de vue de l'application de la cure, les *sciatiques d'origine vertébrale* des *sciatiques tronculaires.* La sciatique d'origine vertébrale, que j'appellerai par abréviation *vertébrale,* correspond à la sciatique *haute,* ou lumbo-sciatique de J.-A. Sicard, qui classe cliniquement les sciatiques en *hautes, médianes,* et *basses,* suivant les segments du nerf intéressé. Sa pathogénie est intéressante. Il s'agit vraisemblablement d'une irritation ou compression du *funicule* des Ve et IVe paires lombaires au niveau du trou de conjugaison, *funicule* s'entendant de la partie extra-méningée du cordon radiculaire occupant le conduit osseux. La lésion irritative ou compressive, qui serait le fait d'un processus inflammatoire d'origine infectieuse, toxique ou autre, réaliserait ce que Sicard appelle une *nécrodocite* du trou et canal de conjugaison, ayant pour conséquence la *funiculite,* d'où la sciatique *funiculaire.*

Cette pathogénie est très vraisemblable. Mais, je crois, et c'est l'idée que j'ai émise dans ma communication à la *Société de Thérapeutique* et à la *Société de Médecine de Paris*, Mars 1914, que la névrodocite est secondaire à l'arthrite sacro-vertébrale apophysaire, c'est à-dire au lumbago, puisque c'est tout un, ainsi que je l'ai déjà exposé plus haut.

Le lumbago serait le fait primitif.

Or, celui-ci précède la sciatique dans de si nombreux cas qu'une relation de cause à effet est manifeste. L'enchaînement des faits est le suivant. Le malade est atteint de lumbago, soit à la suite d'un *coup de froid*, soit à la suite d'un *faux-mouvement,* qui détermine une douleur brusque et vive correspondant à une entorse de l'articulation sacro-vertébrale apophysaire. Le lumbago se répétant à la faveur de la diathèse arthritique, cette arthrite devient chronique, et les lésions inflammatoires, épaississement des ligaments, du périoste, avec *cellulite*, s'étendent vers le trou de conjugaison de la Ve lombaire dont la paroi postérieure est précisément formée par la facette articulaire du sacrum, d'où *névrodo-cite,* et finalement syndrome sciatique.

Cette pathogénie vertébrale de certaines sciatiques a un intérêt pratique : le traitement thermal doit être institué de telle façon qu'il agisse particulièrement sur la région lombaire. A cet égard, la Douche-massage d'Aix, en décubitus ventral, est un puissant moyen thérapeutique et donne généralement le meilleur résultat.

La coexistence d'une déviation latérale de la colonne vertébrale, d'une *scoliose*, fréquente dans les cas où l'affection se prolonge, ne modifie pas les conditions de la cure.

Habituellement, le tronc s'incline du côté opposé à l'arthrite sacro-vertébrale apophysaire, ce qui, probablement, diminue la pression des surfaces articulaires ou entre-bâille les trous de conjugaison, et réalise *l'attitude antalgique.*

Les *sciatiques tronculaires* sont extrêmement variées dans leur évolution clinique : intensité de la douleur, troubles trophiques, abolition du reflexe du cordon d'Achille. L'élément douleur n'a pas de rapport constant avec la gravité de la sciatique. Une sciatique très douloureuse dès le début peut guérir rapidement. Inversement, une sciatique modérément douloureuse peut durer six mois et plus.

Mal soignée ou aggravée par suite de circonstances, fatigue, *coups de froid,* elle peut évoluer vers la *névrite* avec amyotrophie du membre inférieur, troubles circulatoires, troubles trophiques cutanés.

En pratique, il y a donc toute une gamme de sciatiques évoluant chacune d'une façon différente suivant le *tempérament* des malades. Si l'on considère qu'à côté de ces nombreuses variétés anatomo-cliniques, il y a encore l'élément étiologique (goutte, syphilis, diabète) qui intervient pour modifier l'allure de telle ou telle sciatique, on comprendra que la cure thermale d'Aix, comme celle d'autres cures similaires, doit être appliquée suivant des modalités différente pour chaque cas.

2° *Névralgies lombaires associées.* — Au même titre que les *lumbo-sciatiques* relèvent de la cure d'Aix, les nombreuses algies associées décrites sous les noms de *lumbo-sacralgie, lumbalgie, sacro-iliaque, lumbo-coxalthralgie, névralgie lumbo-abdominale.*

3° *La Méralgie* ou névralgie du nerf femoro-cutané, est une névralgie rebelle que la cure d'Aix modifie et améliore généralement et guérit souvent.

4° *La Métatarsalgie* ou maladie de Morton, cette névralgie bizarre, qui siège au niveau de la base du 4ᵉ orteil, plus rarement au 3ᵉ qui, souvent, détermine des crises de douleurs intolérables, est généralement améliorée par la cure d'Aix. Elle coïncide d'ailleurs avec d'autres manifestations articulaires du rhumatisme diathésique chez la plupart des malades.

5° *Les névralgies cervico-brachiales et intercostales,* qu'elles soient d'origine vertébrale, ce qui est fréquent, ou d'origine périphérique (pleurodynie) sont remarquablement améliorées ou guéries par la cure d'Aix.

6° *Crampes professionnelles.* — Ce sont des *spasmes fonctionnels* dont le plus commun est la *crampe des écrivains*, des gens écrivant beaucoup, et c'est là une affection assez fréquente chez les neuro-arthritiques.

L'indication de la douche-massage d'Aix existe pour les cas où la *crampe* existe chez un sujet arthritique héréditaire. Cette cure pourra être alternée avec l'électrothérapie, la gymnastique, etc., et les nombreux moyens employés contre la névrose rebelle.

B. — *Névrites*

Les variétés qui se rencontrent le plus communément sont la *névrite cervico-brachiale* et la *névrite alcoolique des membres inférieurs.*

1° *La névrite cervico-brachiale* est le plus souvent associée à la peri-arthrite de l'épaule. Elle est fort douloureuse et s'accompagne de troubles trophiques cutanés avec amyotrophie du membre et rétractions fibro-tendineuses à la main.

C'est un des succès du bain de vapeur local Berthollet.

2° *Les algies post-zostériennes* consécutives à la névrite du zona sont, comme on le sait, particulièrement rebelles, en raison de l'élément sympathique qui y joue un grand rôle. Elles trouvent dans les divers moyens de la cure d'Aix toutes les chances de soulagement et de guérison.

3° *Les névrites traumatiques*, qui affectent un seul membre intéressant tantôt tous les nerfs du membre, tantôt un seul, sont en général une indication formelle et un succès de la douche-massage, associée ou non aux bains de vapeurs locaux, notamment dans les blessures de guerre.

4° *Les névrites rhumatismales ou goutteuses* sont, comme les névralgies dont elles émanent, essentiellement curables par le traitement d'Aix.

5° *Polynévrites périphériques.* — Le traitement, par la douche-massage d'Aix, de certaines polynévrites périphériques, est une indication nouvelle.

Le Professeur Raymond, se basant sur l'expérience qu'il a de cas de polynévrites traités par la douche-massage d'Aix, affirme la valeur de ce traitement dans ses Cliniques de la Salpêtrière : « J'ajoute, dit-il, que la cure d'Aix-en-Savoie qui comprend l'association du massage à la douche sulfureuse, donne également de bons résultats, comme médication adjuvante de l'intervention opératoire, comme j'ai pu m'en convaincre de mes propres yeux. »

Evidemment, je n'entends pas poser la douche-massage d'Aix comme un traitement nécessaire des névrites. Sa place, à mon sens, est celle-ci : dans le traitement externe d'une névrite périphérique avec amyotrophie, impotence fonctionnelle, à côté de l'électrothérapie, de la gymnastique et du massage, la cure de douches-massages à son moment. Ces trois puissants moyens thérapeutiques seront alternés par période de 2 à 3 mois. Il y a utilité à varier les moyens de thérapeutiques pour obtenir le maximum de résultats.

La polynévrite alcoolique, celle qui frappe les deux membres inférieurs le plus souvent, qui s'accompagne de paralysie des extenseurs du pied avec rétractions fibro-tendineuses du tendon d'Achille, déterminant ainsi *le pied tombant* et la démarche de *steppeur,* est une indication formelle de la douche-massage d'Aix. En deux mois, les lésions peuvent rétrocéder. La guérison est notablement plus rapide que si l'on se borne aux moyens usuels.

Les polynévrites toxi-infectieuses, dont la nature est quelquefois impossible à reconnaître, sont très variables comme curabilité. Le plus souvent de type paraplégique, quelquefois affectant les 4 membres, elles évoluent vers la guérison ou restent stationnaires sans qu'on puisse saisir la raison de cette différence. Aussi bien est-il difficile de porter un pronostic quant au résultat de la cure de douches-massages.

Celle-ci, d'ailleurs, n'est pas applicable avant que la période douloureuse soit terminée.

§ VII. — INDICATIONS SECONDAIRES

I. — *Cure intensive de la syphilis*

La cure intensive de la syphilis se fait à Aix comme dans toutes les stations thermales sulfureuses.

La douche-massage sulfureuse, associée aux étuves et à l'usage interne de l'eau sulfureuse forte de Marlioz, constitue certainement, comme on l'a vu à propos de l'action physiologique, la médication externe activant le plus les échanges nutritifs, et, par suite, donnant le maximum de tolérance pour la médication interne mercurielle.

La cure d'Aix réalise donc ensemble la médication sulfureuse et la médication mercurielle, dont l'association a été reconnue cliniquement comme très importante.

La médication mercurielle est faite, suivant les cas, sous forme de frictions avec l'onguent mercuriel double à doses croissantes de 4, 6, 8, 10, 12 grammes par jour ; ou d'injections solubles ou insolubles.

Frictions et injections ont chacune leurs indications suivant de multiples circonstances.

II. — *Suites de phlébite*

Les suites de phlébite, l'œdème, la douleur, l'impotence partielle du membre, mettent souvent en défaut la thérapeutique la mieux dirigée, et se modifient avec une lenteur désespérante.

La douche-massage d'Aix, mieux encore que le massage, pourra faciliter le développement de la circulation collatérale, et la disparition de l'œdème et de ses complications.

Elle sera indiquée dans les *plébites atténuées*, à tendance *adhésive* (phlegmatia alba dolens), qui sont d'origine infectieuse, c'est-à-dire consécutives à la fièvre puerpérale, la fièvre typhoïde, ou d'origine constitutionnelle, c'est-à-dire relevant de l'arthristime, la chlorose, et qui siègent aux membres inférieurs. C'est ainsi que me plaçant exclusivement sur le terrain clinique, j'envisageais, lors de la première édition de ce livre (1895), le traitement des suites de phlébite à Aix. Depuis lors, j'ai pu constater que, suivant les cas, *la douche sous l'eau dans le bain* et la *douche-massage associée aux bains locaux de vapeur* constituent un excellent traitement des troubles post-phlébitiques.

D'ailleurs, depuis cette époque, le massage a été appliqué aux suites de phlébite avec moins de timidité qu'auparavant. Fait intéressant, le massage et même la douche-massage ont été introduits dans la cure de Bagnoles-de-l'Orne, et paraissent y jouer un rôle très important à côté de la balnéation. Il faut donc croire que la douche-massage d'Aix avait été bien légitimement posée comme indiquée chez les anciens phlébitiques.

Le *moment opportun* de l'application de la douche-massage ne peut pas être fixé d'une façon uniforme. Suivant les cas, l'organisation du caillot est plus ou moins lente : c'est d'après celle-ci qu'on se guidera. Ce moment sera en général celui où le tronc veineux n'est plus très douloureux, où le massage ne détermine pas de réaction inflammatoire : moment variable de 3 à 6 mois après la période aiguë.

Contre-indication : Les phlébitiques avec éréthisme veineux, phébalgie .

Le phlébitique ayant des varices très volumineuses, avec paquets variqueux indurés, ne devra pas subir la douche-massage sur les membres inférieurs.

III. — *Impotence musculaire des hémiplégiques, paralytiques infantiles*

L'application de la douche-massage à l'impotence des hémiplégiques et paralytiques infantiles constitue une indication évidemment secondaire ; mais encore est-ce un traitement très rationnel des suites de l'hémiplégie cérébrales, parésie, raideurs musculo-tendineuses.

Les hémiplégiques justiciables de la douche-massage sont les sujets jeunes, présentant des signes de lésion légère, ayant recouvré les premiers mouvements au bout de 8 à 15 jours.

Ces malades abrègeront leur période de restauration musculaire en faisant une cure de douches-massages précédée ou suivie de cure d'électrothérapie, de gymnastique. — Il y a contre-indication si après un mois ou deux la contracture s'établit, indice de dégénération secondaire.

Les mêmes considérations que celles concernant l'hémiplégie sont applicables à la paralysie infantile et en général à la paralysie spinale (poliomyélite ant.). La douche-massage détermine dans les centres spinaux, par voie réflexe, des modifications trophiques aboutissant à la restauration partielle des neurones moteurs.

L'électrothérapie **appliquée avec méthode et**

patience aux muscles atrophiés des enfants (Dr Larat) a donné des résultats surprenants. Aussi la règle admise aujourd'hui est de traiter les reliquats de paralysie infantile avec une patience inlassable au moyen des divers agents physiques : électrothérapie, vibrations, massages et douches-massages, chacun d'eux étant employé alternativement pendant une cure de 1 à 2 mois.

IV. — Tabès

Bien que la cure d'Aix ne soit pas spécialisée comme d'autres au point de vue du traitement du tabès, elle a pu être appliquée aux tabétiques avec grand bénéfice. Mon observation clinique personnelle me permet de dire que la douche-massage tempérée, dosée d'une certaine façon, appliquée suivant mon procédé à la région vertébrale, est *sédative des douleurs,* est *tonique* au point de vue de l'état général.

Suivant les cas, elle peut être accompagnée de cure intensive mercurielle, soit par frictions, soit par injections.

RENSEIGNEMENTS PRATIQUES

Climat d'Aix. — Le climat d'Aix est tempéré en toutes saisons, grâce à la topographie de la vallée, large de 12 kilomètres, ouverte du N.-O. au S.-E., entre les vallées du Rhône et de l'Isère. Les pentes boisées des deux chaînes de montagne d'une part, la vaste nappe d'eau du lac du Bourget avec ses 44 kilomètres de superficie, d'autre part, réalisent les meilleures conditions pour la production des brises qui, matin et soir, rafraîchissent l'air pendant les périodes chaudes de l'été. Par le fait de l'extraordinaire pureté de l'air que dénote le bleu intense du ciel, comparable au ciel d'Italie, le soleil est chaud, mais si la température s'élève facilement à 26° cent. dès le mois de Juin, il est exceptionnel qu'elle dépasse le chiffre de 28° pendant la période de la canicule, et encore faut-il que le temps soit orageux avec vent soufflant du midi.

En outre, le lac et la montagne, facilement accessible par le chemin de fer à crémaillère du Mt Revard, offrent au baigneur en tout temps l'agrément d'une température plus fraîche.

Saison thermale. — On peut venir faire la cure à Aix de très bonne heure, dès le 15 Avril et en tous cas à partir du 10 Mai. Le climat, en effet, est très doux, grâce aux conditions climatiques de la vallée d'Aix, altitude 260 mètres, orientation S.S.O., protection contre les vents du Nord. Les printemps de Savoie sont en général très beaux, très ensoleillés. Aussi la clientèle étrangère, anglaise et américaine, belge, hollandaise, finlandaise, fréquente-t-elle Aix dès le milieu d'Avril. En Mai, la saison anglaise bat son plein.

Il est donc à conseiller aux malades français de venir faire la cure à Aix dès le mois de Mai, quoique ce ne soit pas dans les habitudes françaises, la plupart des stations thermales de notre pays n'ayant pas le climat tempéré qui fait l'agrément de la vallée d'Aix.

Ainsi, Aix offre aux médecins la facilité d'envoyer leurs clients, ayant besoin de la vie calme, à deux périodes, Mai-Juin et Septembre-Octobre. Je ne saurais trop insister sur ce point, car on a souvent ignoré que notre station a une saison de six mois, dont deux seulement sont *mondains* et dont quatre conviennent aux malades proprement dits.

" L'EXPANSION SCIENTIFIQUE FRANÇAISE "

23, Rue du Cherche-Midi, 23 — PARIS (VIᵉ)

Vient de paraître :

L'Esprit et les tendances de l'instrumentation Chirurgicale, suivi d'un exposé de l'instrumentation de l'auteur.

Par le Dʳ L. Dartigues, ancien chef de clinique gynécologique à la Faculté de Médecine de Paris. — Avec préface du Professeur J.-L. Faure.

Un volume *in-4ᵒ carré*, de 100 pages, avec 50 planches et figures. — Prix : **15 fr.** (franco : **16 fr. 50**).

L'Hygiène des Hépatiques.

Par le Dʳ Glénard, ancien interne des hôpitaux de Paris, docteur ès-sciences.

Un volume *in-16 jésus*, élégamment cartonné, de 360 pages, avec 40 figures hors texte et dans le texte. — Prix : **12 fr.** (franco : **13 fr. 20**).

Silhouettes Médico-Chirurgicales.

Par le Dʳ Dartigues. — Avec préface du Dʳ L.-M. Pierra.

Un volume *in-4ᵒ coquille*, de 104 pages, avec 25 planches et 25 figures. — Prix : **10 fr.** (franco : **11 fr.**).

Essai sur la protection légale de la Maternité.

Par le Dʳ E. Galjoux, accoucheur à la Maternité de Nîmes, docteur en droit.

Un volume *in-16 raisin*, de 180 pages. — Prix : **6 fr.** (franco : **6 fr. 60**).

Pour paraître prochainement :

La Défense Psychique.

Par M. I Boas, de l'Université d'Amsterdam.

Un volume *in-8ᵒ raisin*, de 180 pages, avec de nombreux graphiques. — Prix : **10 fr.** (franco : **11 fr.**).

Baigneurs et Buveurs d'eau.

(*Promenades historiques et anecdotiques à travers les Stations Hydro-Minérales Françaises*).

Par Ed Guillon, Agrégé d'Histoire, Docteur ès-lettres.

Un volume *in-8ᵒ coquille*, de 320 pages, avec de nombreuses planches hors texte. — Prix : **10 fr.** (franco : **11 fr.**).

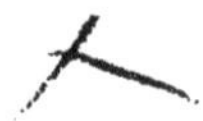